BEI GRIN MACHT SICH IHR WISSEN BEZAHLT

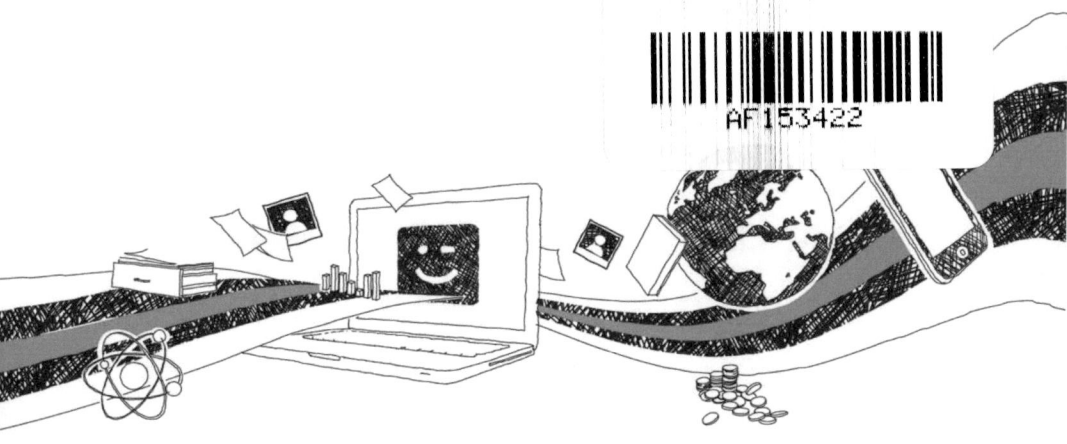

AF153422

- Wir veröffentlichen Ihre Hausarbeit, Bachelor- und Masterarbeit

- Ihr eigenes eBook und Buch - weltweit in allen wichtigen Shops

- Verdienen Sie an jedem Verkauf

Jetzt bei www.GRIN.com hochladen und kostenlos publizieren

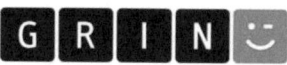

Inwiefern verändert der Megatrend Gesundheit die Anforderungen an Arbeitgeber in Bezug auf Mitarbeitermotivation und die Förderung einer gesunden Work-Life-Balance?

Samuel Blatt

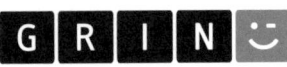

Bibliografische Information der Deutschen Nationalbibliothek:

Die Deutsche Nationalbibliothek verzeichnet diese Publikation in der Deutschen Nationalbibliografie; detaillierte bibliografische Daten sind im Internet über http://dnb.d-nb.de abrufbar.

ISBN: 9783389131404
Dieses Buch ist auch als E-Book erhältlich.

Druck und Bindung: Books on Demand GmbH, Norderstedt Germany
Gedruckt auf säurefreiem Papier aus verantwortungsvollen Quellen

Das vorliegende Werk wurde sorgfältig erarbeitet. Dennoch übernehmen Autoren und Verlag für die Richtigkeit von Angaben, Hinweisen, Links und Ratschlägen sowie eventuelle Druckfehler keine Haftung.

Das Buch bei GRIN: https://www.grin.com/document/1586923

Seminararbeit

Megatrend Gesundheit

Inwiefern verändert der Megatrend Gesundheit die Anforderungen an Arbeitgeber in Bezug auf Mitarbeitermotivation und die Förderung einer gesunden Work-Life-Balance?

Verfasser: Samuel Blatt

Studiengang: Management und Personalwesen, 6. Semester

Kurs: Innovations- und Changemanagement

Abgabetermin: 13.01.2025

Inhaltsverzeichnis

Gender Hinweis:

Aus Gründen der besseren Lesbarkeit wird bei Personenbezeichnungen und personenbezogenen Hauptwörtern in dieser Arbeit die männliche Form verwendet, welche grundsätzlich für alle Geschlechter gelten. Die verkürzte Sprachform beinhaltet keine Wertung.

Abkürzungsverzeichnis

DGE   Deutsche Gesellschaft für Ernährung

WLB   Work-Life-Balance

BGM   Betriebliches Gesundheitsmanagement

1. Einleitung

Das Thema Gesundheit wurde in den letzten Jahren, besonders durch die Corona-Pandemie, immer bedeutsamer und wichtiger. Die Bedeutung von physischer und auch psychischer Gesundheit nimmt immer weiter zu und wird zunehmend komplexer. Der Begriff Gesundheit umfasst mittlerweile mehr als nur einen Aspekt. Beispielsweise (bspw.) zählen die allgemeinen Gewohnheiten und der Lebensstil einer Person genauso dazu wie der Ernährungsstil und das Essen selbst. Unter dem Begriff „Gesundheit" versteckt sich vieles – so vieles und auch bedeutsames, dass es ein Megatrend geworden ist.

Doch inwiefern verändert der Megatrend Gesundheit die Anforderungen an Arbeitgeber in Bezug auf Mitarbeitermotivation und die Förderung einer gesunden Work-Life-Balance (WLB)?

Diese Seminararbeit widmet sich genau dieser Problemstellung und untersucht unteranderem die Bedeutung des Megatrend Gesundheit und seine Auswirkungen auf die Arbeitgeber.

Der Aufbau dieser Arbeit ergib sich wie folgt:

Zuallererst werden die theoretischen Grundlagen erläutert und dargelegt, was man im Allgemeinen unter einem Megatrend und unter dem Megatrend Gesundheit versteht und was die Merkmale eines solchen sind. Die Bedeutung und die Einflussfaktoren auf die Mitarbeiter an sich und auf dessen Motivation wird erläutert und das Konzept der WLB wird kurz dargelegt.

Im nächsten Schritt wird der Megatrend Gesundheit detailliert dargelegt. Welche Auswirkungen bringt dieser mit sich und welche Einflussfaktoren für die einzelnen Mitarbeiter gibt es zu beachten? Hier geht es um die Anwendung und den Bezug zur Arbeitswelt und wie der Arbeitgeber reagieren kann, bzw. auch muss.

Die Chancen und Herausforderungen dieses Trends werden in dem letzten großen Kapitel erläutert. Dabei werden besonders die aktuellen Effekte auf die Arbeits- und Wirtschaftswelt dargelegt und die Herausforderungen bei der Umsetzung diskusstiert.

Als letzter Teil folgt eine Schlussbetrachtung mit einer kurzen Zusammenfassung und einer kritischen Würdigung dieser Seminararbeit.

2. Theoretische Grundlagen

Zu den theoretischen Grundlagen zählen zu dieser Seminararbeit der Megatrend Gesundheit, die Mitarbeitermotivation und die WLB. Diese Begrifflichkeiten werden nun genauer definiert und auf die jeweiligen Merkmale, Einflussfaktoren und die Bedeutung eingegangen.

2.1. Megatrend Gesundheit: Definition und Merkmale

Die Bundesakademie für Sicherheitspolitik definiert einen Megatrend wie folgt: „Megatrends bezeichnen in der Strategischen Vorausschau langanhaltende und systemverändernde Entwicklungen mit globaler Ausprägung und einer Dauer von mehreren Jahrzehnten. Sie betreffen nahezu alle Lebensbereiche und können sich zum Beispiel in veränderten Konsummustern, Wertvorstellungen oder Technologien zeigen."[1]

Der Unterschied zu einem Trend liegt darin, dass der Trend nur kurzfristige Vorlieben für etwas versteht, ein Megatrend allerdings deutlich länger andauert und weltweite Auswirkungen hat.[2]

Der Gesundheitsmarkt verändert sich immer schneller und wird zunehmend komplexer und ist als Laie nicht zu überblicken. Die medizinische Innovationen kennen hier keine Grenzen und jedes Jahr kommen neue verblüffende Produkte auf den Markt, wie bspw. eine Toilette, die die Ausscheidungen analysiert und so vor Krankheiten warnen kann. Es lässt sich sagen, dass Gesundheit ein Megatrend ist. Weltweit spielt Gesundheit eine immer wichtiger werdende Rolle mit zahlreichen neuen Anforderungen und Erwartungen der Arbeitnehmer an die Arbeitgeber.[3]

2.2. Mitarbeitermotivation: Bedeutung und Einflussfaktoren

Die Mitarbeitermotivation hat eine hohe Bedeutung und ist ein wichtiges Instrument, um die Mitarbeiterleistung zu behalten oder zu steigern und um die Unternehmenstreue zu erhöhen. Zufriedene und motivierte Mitarbeiter verbessern zudem das Unternehmensklima und die Arbeitsmoral im Unternehmen selbst. Das

---

[1] Vgl. Freundl, M. (2023): Methoden zur Strategischen Vorausschau: Megatrends, in: Bundesakademie für Sicherheitspolitik, https://www.baks.bund.de/de/aktuelles/methoden-zur-strategischen-vorausschau-megatrends (abgerufen am 21.10.2024).

[2] Vgl. ebd.

[3] Vgl. Wenzel, E. (2024): Megatrend Gesundheit, Wie Digitalisierung und Individualisierung unsere Gesundheitsversorgung revolutionieren, Heidelberg, Deutschland: Springer Gabler, [online] https://doi.org/10.1007/978-3-662-68688-1 (abgerufen am 21.10.2024), S.1f.

beeinflusst wiederum die Wirtschaftlichkeit des Unternehmens und somit auch die Zukunftsfähigkeit.[4]

Die Motivation selbst wird in extrinsische und intrinsische Anreize unterteilt und hierfür gibt es jeweils diverse Methoden und Strategien, um die Motivation und Leistungsfähigkeit der Mitarbeiter hoch zu halten. Aus Gründen der Übersichtlichkeit wird in dieser Seminararbeit hierauf nicht weiter eingegangen, sondern nur in Bezug auf ein großen Faktor, das Thema Gesundheit, genauer Bezug genommen.

2.3. Work-Life-Balance: Konzept und Bedeutung

Das Bundesministerium für Familie, Senioren, Frauen und Jugend definiert WLB wie folgt: „Work-Life-Balance bedeutet eine neue, intelligente Verzahnung von Arbeits- und Privatleben vor dem Hintergrund einer veränderten und sich dynamisch verändernden Arbeits- und Lebenswelt." Es versteht also ein Gleichgewicht, eine harmonische Balance, zwischen Arbeit und Freizeit.[5]

Für die Praxis bedeutet das unteranderem einen erfüllenden Job, ein glückliches Familien- und Privatleben zu haben. Der Faktor Gesundheit spielt dabei eine genauso große und bedeutende Rolle. Mit Hilfe folgender Maßnahmen kann man dies umsetzen:[6]

- Flexible Arbeitszeiten
- Betriebliches Gesundheitsmanagement
- Betriebliche Kinderbetreuung
- Fitnessangebote für Mitarbeiter

Die WLB hat eine hohe Bedeutung für die Arbeitswelt, denn es gibt nicht nur die genannten Vorteile für die Arbeitnehmer. Die Unternehmen profitieren dadurch mit motivierteren und leistungsfähigeren Mitarbeitern, welche geringe Abwesenheitszeiten und eine geringe Fluktuation mit sich bringen. Natürlich profitiert auch die Gesellschaft, denn die WLB führt zu einem höheren Haushaltseinkommen, was die Gesamtwirtschaft weiter ankurbelt.[7]

---

[4] Vgl. Haufe (o.J.): Mitarbeitermotivation, in: Haufe, https://www.haufe.de/thema/mitarbeitermotivation/ (abgerufen am 21.10.2024).
[5] Vgl. Bundesministerium für Familie, Senioren, Frauen und Jugend (2005): Work Life Balance. Motor für wirtschaftliches Wachstum und gesellschaftliche Stabilität, in: Bundesministerium für Familie, Senioren, Frauen und Jugend, o.O, S.4
[6] Vgl. Arbeitdigital (o.J.): Work-Life-Balance, in: arbeitdigital, https://arbeitdigital.de/arbeitnehmer/job-karriere/work-life-balance/ (abgeru-fen am 28.10.2024).
[7] Vgl. Bundesministerium für Familie, Senioren, Frauen und Jugend (2005), S.6f.

Durch die WLB werden die Mitarbeiter also nicht nur motivierter und produktiver, sondern auch gesünder und glücklicher.[8]

3. Der Megatrend Gesundheit

Was man unter einem Megatrend versteht und was der Megatrend Gesundheit ist wurde in dem vorangegangen Kapitel dargelegt. In diesem Teil geht es um die veränderten betrieblichen Anforderungen und den damit einhergehenden Einfluss von Gesundheitsmaßnahmen.

Eine immer häufigere Todesursache ist ein ungesunder Lebensstil und das dazugehörige ungesunde Essverhalten. Doch wie genau kann der Arbeitgeber hier eingreifen?[9]

3.1. Veränderte betriebliche Anforderungen

Durch bestimmte gesundheitsfördernde Programme, oder auch durch Präventionsprogramme, kann der Arbeitgeber darauf aufmerksam machen und seine Mitarbeiter auch für das Privatleben schulen.

Im heutigen Zeitalter ist es keine Seltenheit, dass das Unternehmen eine Betriebskantine für ihre Mitarbeiter hat. Dies bringt einige Vorteile mit sich, denn es wird bspw. die Mitarbeitermotivation gesteigert, da der Mitarbeiter sich nichts mehr vorkochen muss, sondern immer frisch zubereitete Mahlzeiten essen kann. Zum anderen muss dieser auch bei einer kurzen stressigen Mittagspause nicht zum nächsten Fast-Food Restaurant gehen, denn innerhalb weniger Minuten hat er eine vollwertige Mahlzeit vor sich stehen.

Doch ist diese Mahlzeit auch gesund? Schließlich erwartet man als Mitarbeiter, dass das Essen in der Kantine nicht nur schmeckt und günstig ist. Es muss auch noch gesund und im Optimalfall Bio sein. Die Deutsche Gesellschaft für Ernährung (DGE) hat einige Tipps aufgelistet wie man erkennen kann, ob dem Arbeitgeber die Gesundheit des Mitarbeiters in diesem Kontext wichtig ist:

- Gibt es täglich frisches Gemüse und Salate?
- Wird Jodsalz sparsam verwendet?
- Gibt es mehrere Gerichte zur Auswahl?

---

[8] Vgl. Maciejewski, C. (2023): Work-Life-Balance: Job und Freizeit im Gleichgewicht, in: ARD Gesund, https://www.ndr.de/ratgeber/gesundheit/Work-Life-Balance-Job-und-Freizeit-im-Gleichgewicht,worklife122.html (abgerufen am 28.10.2024).
[9] Vgl. Wenzel, E. (2024), S.3.

- Übersteigt eine Mahlzeit nicht 1.000 kcal?

Wenn man diese Fragen mit „Ja" beantworten kann, dann werden die Erwartungen der Mitarbeiter erfüllt. Die DGE zeigt allerdings auch Tipps im Allgemeinen auf, wie man sich am Arbeitsplatz richtig und gesund ernährt.[10]

Heutzutage erwarten die Mitarbeiter nicht nur eine gesunde Kantine. In den letzten Jahren kamen immer mehr neue betriebliche Anforderungen dazu. Bspw. bieten einige Unternehmen auch Fitnesskurse oder vergünstige Gym-Mitgliedschaften an. Hierbei legt der Arbeitgeber den ersten Stein und übernimmt vor allem die finanzielle Hürde. Schlussendlich machen muss es der Mitarbeiter jedoch selbst.

3.2. Einfluss von Gesundheitsmaßnahmen

Durch die betriebliche Gesundheitsförderung werden gesundheitliche Belastungen am Arbeitsplatz erkannt und die Gesundheitskompetenzen der Mitarbeiter gestärkt. Dabei geht es besonders darum, das Arbeitsumfeld gesundheitsförderlich zu gestalten. Diese gesundheitliche Investition bringt enorme Vorteile – für das Unternehmen und den Mitarbeiter:[11]

- Steigerung von Produktivität und Qualität
- Sicherung der Leistungsfähigkeit und Kostensenkung (wegen weniger Krankheitsfälle)
- Verbesserung des Gesundheitszustandes und der Lebensqualität der Mitarbeiter
- Erhöhung der Arbeitszufriedenheit und Verbesserung des Betriebsklimas

Diese Vorteile allein von der Umsetzung von Gesundheitsmaßnahmen, wie einer Betriebskantine, Ernährungskurse oder Fitnessangeboten, ähneln sich stark denen der WLB. Daraus lässt sich schließen, dass das Thema Gesundheit nicht nur das Fundament, sondern das Herzstück der Mitarbeitermotivation darstellt.

---

[10] Vgl. Deutsche Gesellschaft für Ernährung (o.J.): Essen am Arbeitsplatz und in der Kantine, in: Deutsche Gesellschaft für Ernährung, https://www.dge.de/gesunde-ernaehrung/gezielte-ernaehrung/ernaehrung-von-berufstaetigen/essen-am-arbeitsplatz-und-in-der-kantine/ (abgerufen am 21.10.2024).

[11] Vgl. Bundesministerium für Gesundheit (o.J.): Betriebliche Gesundheitsförderung, in: Bundesministerium für Gesundheit, https://www.bundesgesundheitsministerium.de/themen/praevention/betriebliche-gesundheitsfoerderung (abgerufen am 28.10.2024).

4. Chancen und Herausforderungen

Bei Megatrends handelt es sich um sogenannte Frühwarnsysteme. Mithilfe der Megatrends können Konsequenzen ein Stück weit vorhergesagt werden. Mit dieser Grundlage soll durch Managemententscheidungen schneller auf mögliche Herausforderungen der kommenden Jahren reagiert werden können.[12]

Im Folgenden werden grob eine kleine Auswahl an Effekten des Megatrends Gesundheit erklärt und im Anschluss auf die Herausforderungen bei der Umsetzung diesen Gesundheitsmaßnahmen eingegangen.

4.1. Effekte auf die Arbeits- und Wirtschaftswelt

Megatrends im Allgemeinen sind die „einflussreichsten Veränderungstreiber in Wirtschaft und Gesellschaft", welche das Leben der Zukunft stark prägen und verändern wird. Sie beleuchten, was in den nächsten Jahren von besonderer Bedeutung sein wird und welche Bereiche deshalb unsere alle Aufmerksamkeit fördern werden.[13]

Vorab wichtig für das Verständnis ist zu erwähnen, dass die Megatrends sehr stark miteinander verknüpft sind und alle in einer gewissen Art und Weise zusammenhängen. So lässt sich bspw. der Megatrend Gesundheit durch New Work Maßnahmen umsetzen.

Viele positive Effekte des Megatrends Gesundheit finden durch die Umsetzung von New Work Ansätzen statt. Dies meint unteranderem flexible Arbeitszeiten und den digitalen Fortschritt. Durch die Umsetzung dessen, wird die Gesundheit der Mitarbeiter positiv beeinflusst, Fehltage verringert und die Arbeitszufriedenheit gesteigert. Durch diese Maßnahmen sinkt das Stressniveau, die Arbeitsleistung wird verbessert, die Mitarbeiterzufriedenheit und die -bindung erhöht. Dadurch verbessert sich auch die Arbeits- und Wirtschaftswelt.[14]

Unter Betrachtung von der Umsetzung der Digitalisierung verbergen sich nicht nur die bereits genannten Vorteile sondern auch Nachteile. Abgesehen von dem riesigen Thema Datenschutz, was die Weltwirtschaft immer wieder vor neue Herausforderungen stellt, kann auch das Mitarbeiterwohlbefinden leiden. Dies erfolgt

---

[12] Vgl. Wenzel, E. (2024), S.4.

[13] Vgl. ebd., S.5.

[14] Vgl. Deutsche Gesetzliche Unfallversicherung (2021): Wie die neue Arbeitswelt gesund gestaltet werden kann, in: Deutsche Gesetzliche Unfallversicherung, https://www.dguv.de/de/mediencenter/pm/pressearchiv/2021/quartal_1/details_1_425475.jsp (abgerufen am 09.11.2024).

bspw. durch eine falsche Umsetzung des Unternehmens, wodurch der Mitarbeiter im Home Office ständig erreichbar ist und schlussendlich mit einem Burnout lange ausfällt. Ein weiteres Argument ist der Verlust des Teamgeistes und des Zugehörigkeitsgefühls. Wenn das Unternehmen Home Office erfolgreich gestaltet kommt es nicht zu diesen negativen Folgen, sondern das Zugehörigkeitsgefühl im Team wird sogar noch gestärkt, was im Umkehrschluss die Gesundheit des Mitarbeiters fördert. Man merkt schnell, dass es sich hierbei um eine Art Kreislauf handelt, wobei jede Aktion eine gewisse positive oder negative Reaktion, bzw. Auswirkung, mit sich bringt.[15]

Durch die fortschreitenden Möglichkeiten im Rahmen der Gesundheit wird die allgemeine Bevölkerung immer älter. Dies bringt den Nachteil von häufiger chronischen Krankheiten mit sich und eine stärkere Nachfrage nach Pflege. Dadurch steigen die Gesundheitskosten enorm an. Dies liegt auch an dem demografischen Wandel auf welchen in dieser Arbeit nicht weiter eingegangen wird. Somit ist ein erhöhter Kostenfaktor und eine erhöhte Nachfrage nach Versorgung, besonders für die Krankenkassen, eine negative Auswirkung im Allgemeinen.[16]

4.2. Herausforderungen bei der Implementierung

Die offensichtlichste Herausforderung bei der Implementierung von Gesundheitsprogrammen ist der Kostenfaktor für die Unternehmen selbst. Dabei sind mitunter die Investitionskosten oder der Ressourcenaufwand durch eventuelle Mitarbeiterschulungen gemeint, wobei die größte Herausforderung „ein angemessenes Gleichgewicht aus Kosten (personelle und finanzielle Ressourcen), Nutzen und Attraktivität für die Beschäftigten" darstellt. Mittlerweile gibt es dafür aber auch einige Dienstleister, die bei dem betrieblichen Gesundheitsmanagement (BGM) und diesem Gleichgewichtsproblem unterstützen – allerdings kosten diese wiederum Geld, was einen weiteren Kostenfaktor darstellt. Für die Implementierung zu Beginn ist es entscheidend, den Ist- und Soll-Zustand zu kennen. Dadurch hat man ein klares Bild und erarbeitet sich einen roten Faden zur Zielerreichung.[17]

---

[15] Vgl. Straub, C. (2022): Studie beleuchtet Auswirkung der Digitalisierung auf Gesundheit der Beschäftigten, in: DGUV Forum, https://forum.dguv.de/ausgabe/5-2022/artikel/studie-beleuchtet-auswirkung-der-digitalisierung-auf-gesundheit-der-beschaeftigten (abgerufen am 09.11.2024).

[16] Vgl. Helmrich, R., Hummel, M. & Neuber-Pohl, C. (2015): Megatrends: Relevanz und Umsetzbarkeit in den BIBB-IAB-Qualifikations- und Berufsfeldprojektionen, in: Bundesinstitut für Berufsbildung, Bonn, Deutschland, S.12f.

[17] Vgl. Peck, A., Sandrock, S., Stowasser, S. (2018): Herausforderung im Betrieblichen Gesundheitsmanagement – Viele Beschäftigte erreichen. In: Pfannstiel, M., Mehlich, H. (Hrsg.): BGM – Ein Erfolgsfaktor für Unternehmen. Springer Gabler, Wiesbaden, S.788-790.

5. Schlussbetrachtung

Zusammenfassend lässt sich sagen, das der Megatrend Gesundheit die Anforderungen an Arbeitgeber definitiv beeinflusst. Besonders in Bezug auf Mitarbeitermotivation und die WLB – hier spielt der Megatrend Gesundheit eine entscheidende Rolle. Der Megatrend Gesundheit per se ist jedoch eine starke Bereicherung für die Gesellschaft und besonders für die einzelnen Mitarbeiter. Schließlich ist die Gesundheit mitunter das Wichtigste und Kostbarste eines jeden einzelnen.

Durch die Umsetzung entsprechender Gesundheitsmaßnahmen wird die Mitarbeiterbindung gesichert und das Wohlbefinden gestärkt. Besonders das BGM bietet hier verstärkt neue Möglichkeiten. Somit werden einige Marktrelevante Chancen geboten, die wiederum viele positive, aber auch negative Effekte auf die Wirtschafts- und Arbeitswelt haben. Insgesamt kann man sagen, dass vor allem die Unternehmen vor neue und teils auch große Herausforderungen gestellt werden, um unter anderem noch wettbewerbsfähig zu sein.

Unter Einbezug des Alters der Mitarbeiter lässt sich zudem sagen, dass zu Beginn der Karriere der Faktor Geld die größte Rolle spielt und darauf auch am meisten Wert gelegt wird. Mit der Zeit wird einem jedoch die Freizeit und besonders die Gesundheit wichtiger – ohne Gesundheit ist nämlich keine Arbeit möglich.

Kritische Würdigung

Die vorliegende Arbeit zum Thema „Megatrend Gesundheit" untersucht, inwiefern dieser die Anforderungen an Arbeitgeber in Bezug auf Mitarbeitermotivation verändert und eine gesunde WLB fördert. Die Arbeit bietet eine fundierte Auseinandersetzung mit den Grundbegrifflichkeiten und beleuchtet besonders die betrieblichen Anforderungen dieses Trends, sowie die Chancen und Herausforderungen davon.

Ein genereller Schwachpunkt der Arbeit ist jedoch die Oberflächlichkeit in der kritischen Betrachtung des Megatrend Gesundheit. Auch das Kapitel der Chancen und Herausforderungen dieses Trends kratzt nur an der Oberfläche. In diesen Bereichen findet keine detaillierte Analyse statt. Konkrete Beispiele und empirische Studien mit anschaulichen Grafiken hätten diese Arbeit gut aufgewertet. Für eine stärkere Praxisorientierung wären konkretere und detailliertere Handlungsempfehlungen sinnvoll gewesen. Diese fehlenden Inhalten sind allerdings der Vorgabe der Seitenzahl geschuldet. Aus diesem Grund konnte auch nicht in allen Bereichen wie gewünscht in die Tiefe vorgegangen werden.

Insgesamt bietet diese Arbeit dennoch einen wichtigen Beitrag über den Megatrend Gesundheit und sorgt für ein starkes Grundverständnis in diesem Bereich.

Quellenverzeichnis

Arbeitdigital (o.J.): Work-Life-Balance, in: arbeitdigital, https://arbeitdigital.de/arbeitnehmer/job-karriere/work-life-balance/ (abgerufen am 28.10.2024).

Bundesministerium für Familie, Senioren, Frauen und Jugend (2005): Work Life Balance. Motor für wirtschaftliches Wachstum und gesellschaftliche Stabilität, in: Bundesministerium für Familie, Senioren, Frauen und Jugend, o.O.

Bundesministerium für Gesundheit (o.J.): Betriebliche Gesundheitsförderung, in: Bundesministerium für Gesundheit, https://www.bundesgesundheitsministerium.de/themen/praevention/betriebliche-gesundheitsfoerderung (abgerufen am 28.10.2024).

Deutsche Gesellschaft für Ernährung (o.J.): Essen am Arbeitsplatz und in der Kantine, in: Deutsche Gesellschaft für Ernährung, https://www.dge.de/gesunde-ernaehrung/gezielte-ernaehrung/ernaehrung-von-berufstaetigen/essen-am-arbeitsplatz-und-in-der-kantine/ (abgerufen am 21.10.2024).

Deutsche Gesetzliche Unfallversicherung (2021): Wie die neue Arbeitswelt gesund gestaltet werden kann, in: Deutsche Gesetzliche Unfallversicherung, https://www.dguv.de/de/mediencenter/pm/pressearchiv/2021/quartal_1/details_1_425475.jsp (abgerufen am 09.11.2024).

Freundl, M. (2023): Methoden zur Strategischen Vorausschau: Megatrends, in: Bundesakademie für Sicherheitspolitik, https://www.baks.bund.de/de/aktuelles/methoden-zur-strategischen-vorausschau-megatrends (abgerufen am 21.10.2024).

Haufe (o.J.): Mitarbeitermotivation, in: Haufe, https://www.haufe.de/thema/mitarbeitermotivation/ (abgerufen am 21.10.2024).

Helmrich, R., Hummel, M. & Neuber-Pohl, C. (2015): Megatrends: Relevanz und Umsetzbarkeit in den BIBB-IAB-Qualifikations- und Berufsfeldprojektionen, in: Bundesinstitut für Berufsbildung, Bonn, Deutschland.

Maciejewski, C. (2023): Work-Life-Balance: Job und Freizeit im Gleichgewicht, in: ARD Gesund, https://www.ndr.de/ratgeber/gesundheit/Work-Life-Balance-Job-und-Freizeit-im-Gleichgewicht,worklife122.html (abgerufen am 28.10.2024).

Peck, A., Sandrock, S., Stowasser, S. (2018): Herausforderung im Betrieblichen Gesundheitsmanagement – Viele Beschäftigte erreichen. In: Pfannstiel, M., Mehlich, H. (Hrsg.): BGM – Ein Erfolgsfaktor für Unternehmen. Springer Gabler, Wiesbaden.

Straub, C. (2022): Studie beleuchtet Auswirkung der Digitalisierung auf Gesundheit der Beschäftigten, in: DGUV Forum, https://forum.dguv.de/ausgabe/5-2022/artikel/studie-beleuchtet-auswirkung-der-digitalisierung-auf-gesundheit-der-beschaeftigten (abgerufen am 09.11.2024).

Wenzel, E. (2024): Megatrend Gesundheit – Wie Digitalisierung und Individualisierung unsere Gesundheitsversorgung revolutionieren, in: Springer Gabler, Heidelberg, Deutschland.

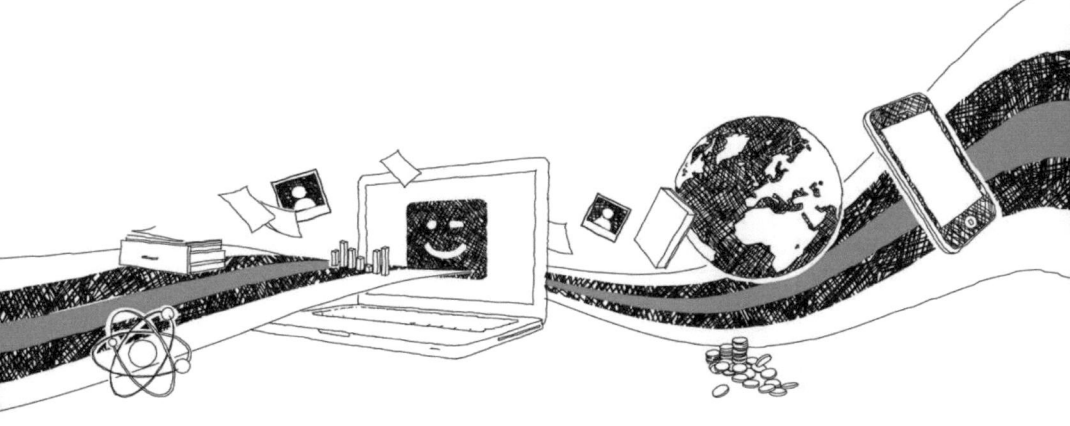
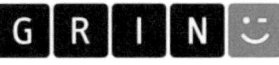